Docteur Octave SIROT

Médecin de l'Hôtel-Dieu de Beaune

———

NOTE

SUR LA

NATURE DE L'HYSTÉRIE

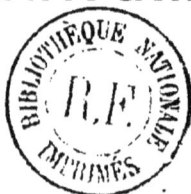

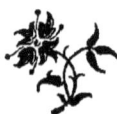

BEAUNE

IMPRIMERIE ARTHUR BATAULT

1903

Docteur Octave SIROT

Médecin de l'Hôtel-Dieu de Beaune

NOTE

SUR LA

NATURE DE L'HYSTÉRIE

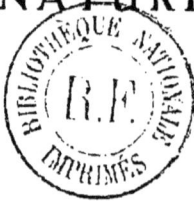

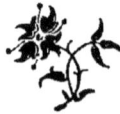

BEAUNE

IMPRIMERIE ARTHUR BATAULT

1903

NOTE

SUR LA

NATURE DE L'HYSTÉRIE

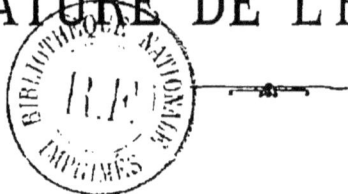

L'examen minutieux, détaillé, jour par jour, au lit du malade, des nombreux cas d'hystérie que j'ai été appelé à soigner en ville et à l'Hôtel-Dieu, m'a conduit à une conception spéciale de cette maladie, conception qui me la fait regarder comme : *une neuronataxie cérébro spinale*, c'est-à-dire, une névrose caractérisée par une ataxie dynamique et de la cellule neuronique et de contact des arthridies.

Nous savons que les neurones sont mis en rapport les uns avec les autres non par continuité de fibres mais par contiguïté, par contact entre les arborisations terminales du cylindraxe ou de ses collatérales avec les dendrites ou avec les corps cellulaires eux-mêmes quand ils sont dépourvus de dendrites.

Ces points de contact sont de véritables *centres fonctionnels* établissant les communications cellulaires. A ces centres j'ai donné le nom d'*Arthridies*, de αρθρον articulation, Σιδος image, forme.

Cette *neuronataxie* peut se présenter sous

4 formes : sympathique, médullaire, cérébrale, mentale (1)

Toutefois ces formes peuvent coexister et se fusionner en tout ou en partie.

Mais avant d'aller plus loin quelques mots d'histologie et de physiologie sont nécessaires.

Histologie. — Dans l'état actuel de la science, il est admis (2) que le seul élément nerveux existant soit dans l'axe encéphalo-médullaire, dans les ganglions, soit à la périphérie (cellule olfactive), est le neurone de Waldeyer.

Ce neurone est une cellule nerveuse munie de deux espèces de prolongements distincts appelés dendrite et cylindraxe.

Les dendrites émanant d'une cellule sont toujours multiples, tandis que le cylindraxe est en général unique mais détache de son axe, à angle droit, de nombreuses collatérales.

Ces prolongements se terminent par des extrémités libres appelées arborisations terminales (Kölliker) ou ramifications arboriformes (Forel).

Les dendrites ou prolongements protoplasmatiques jouissent de la conductibilité cellulipète et les cylindraxes de la conductibilité cellulifuge.

Quant aux cellules elles-mêmes, elles ne sont ni motrices ni sensitives, leur fonction dépend

---

(1) Page 16.
(2) Déjerine : anatomie des centres nerveux. — Histogénèse du système nerveux, T. I. chap. III.

de la terminaison périphérique de la fibre soit dans un élément sensible soit dans un élément moteur (1); ce qui fait que la cellule est motrice ou sensitive non par destination mais par fonction.

Outre ces fonctions spéciales, il existe d'autres cellules qui jouent le rôle de transmission (cellules de Golgi).

La cellule nerveuse est formée d'un protoplasma composé d'une partie chromatique et d'une partie achromatique de structure fibrillaire à fibres discontinues.

Cette substance fibrillaire serait la substance active, tandisque la substance chromatique serait un substratum isolant, remplissant les interstices de la substance fibrillaire ou achromatique.

Ces fibres isolées du protoplasma cellulaire se réuniraient en faisceaux pour former les dendrites et le cylindraxe.

Les neurologistes sont portés à croire que chaque fibrille constitue une voie de contiguité indépendante et isolée, ce qui ferait que la cellule nerveuse pourrait avoir des *activités partielles* et une *activité totale*.

La cellule nerveuse doit être regardée comme un élément fixe qui, détruit, n'est suceptible de réparation ni fonctionnelle ni organique. C'est à cette fixité qu'est due la possibilité du fonctionnement cérébral physiologique et psychique.

---

(1) Théorie de la neurilité de Velpeau.

Dans la série animale, plus l'Etre est intelligent, plus la cellule nerveuse est compliquée en prolongements et plus elle se met en relations avec les cellules voisines.

Les terminaisons ultimes des prolongements cellulaires (cylindraxes) appelés *nerfs* sont toutes libres et nulle part la fibre nerveuse entre en connexion directe avec les cellules motrices, sensorielles ou épithéliales.

Physiologie. — Ces données histologiques connues, comment se fera le fonctionnement physiologique ?

Prenons dans le cerveau une cellule cérébrale, motrice par fonction. Son cylindraxe, plongeant dans le faisceau pyramidal qu'il contribuera à former, va se terminer par le contact de ses arborisations libres avec celles des dendrites d'une cellule motrice de la corne antérieure de la moëlle. Le cylindraxe de cette cellule médullaire va, à son tour, s'arboriser librement à la surface d'un muscle.

La voie motrice passe donc successivement de la cellule cérébrale à son cylindraxe, de ce cylindraxe aux dendrites de la cellule médullaire et par le cylindraxe de cette cellule au muscle.

L'intégrité des cellules et des arthridies de ces deux neurones (cérébral et médullaire), assurera le bon fonctionnement normal du muscle.

Prenons un fait inverse, une cellule d'un ganglion spinal, un ganglioblaste.

Nous savons que les ganglioblastes de tous les ganglions rachidiens ou cràniens sont fusiformes et bipolaires; ils donnent naissance à deux prolongements cylindraxiles qui traversent le ganglion. L'un se dirige vers la moëlle, cylindraxe central, l'autre vers la périphérie pour former le nerf sensitif, cylindraxe périphérique.

Le cylindraxe phériphérique, arborisé dans l'épiderme, transmet l'impression sensible à sa cellule qui, par son cylindraxe central, la transmettra dans la moëlle à 3 sortes de neurone :

1° Soit à un neurone moteur périphérique dont le cylindraxe ira s'arboriser dans un muscle périphérique,

2° Soit à un neurone cérébelleux (neurone de la colonne de Clarke) dont le cylindraxe ira s'arboriser dans le cervelet,

3° Soit à un neurone protubérantiel (neurone des noyaux des cordons de Goll ou de Burdach) dont le cylindraxe ira s'arboriser dans la couche optique où il rencontrera les dendrites d'un 3me neurone dont le cylindraxe ira, à son tour, s'arboriser dans l'écorce cérébrale au contact d'une cellule pyramidale de Cajal ou de Golgi.

La sensibilité partie de la peau passera successivement, dans ce 3e cas, du ganglioblaste au neurone protubérantiel de la moëlle, de celui-ci au neurone ganglionnaire cérébral pour s'arboriser dans un neurone de l'écorce.

Elle arrivera donc au cerveau par 3 neurones

dont l'intégrité cellulaire et arthridique assurera le bon fonctionnement normal sensible.

Nous connaissons maintenant comment histo-
logiquement et physiologiquement fonctionne
le système nerveux.

Eh bien ! supposons un instant que, pour
une raison quelconque, les fonctions dynami-
ques des cellules ou des points de contact
(arthridies) de ces neurones soient ataxiées,
nous aurons l'hystérie. Et cette *neuronataxie*
pourra être sympathique, médullaire, cérébrale,
mentale, mixte, générale, suivant qu'elle se localisera sur le grand sympathique, sur telle partie
de la moëlle ou du cerveau, etc.

Mais avant d'entrer plus avant dans la question, il est nécessaire de nous expliquer sur certains termes qui, dans la suite de cet exposé,
pourraient être une cause de confusion ou d'erreurs, d'autant plus qu'il a été écrit : que l'hystérie était une maladie psychique (1); que nous
serions tous hystériques dans une certaine me-
sure et que l'hystérie n'existe pas par elle-
même (2).

J'appellerai MENTALITÉ OU ÉTAT MENTAL, *l'état
fonctionnel spécial dans lequel se trouve un cerveau
par suite des propriétés que possèdent tous les centres physiologiques cérébraux d'imagination,* (3)
d'entrer en action sous des influences internes ou

---

(1) Prof^r Grasset, de Montpellier.
(2) Dr Bernheim, de Nancy.
(3) Dr Octave Sirot — Âme et Cerveau — 3e édition
pages 22 à 60.

externes, physiques ou matérielles et de réagir les uns sur les autres par l'intermédiaire de leurs faisceaux d'association et de leurs arthridies.

J'appellerai PSYCHISME OU ÉTAT PSYCHIQUE, *l'état moral d'un Être par suite de la faculté que possède son principe immatériel, l'âme, de prendre connaissance de toutes les empreintes et images cérébrales* (1), *de les juger, de les raisonner et d'en agir;* — que ces empreintes soient nées directement d'une excitation extérieure ou que ces images soient le fait du réveil d'un ou de plusieurs centres cérébraux d'imagination où ont été emmagasinées antérieurement les impressions reçues, réveil provenant soit d'une action directe de l'âme soit d'une excitation nouvelle extérieure directe ou indirecte.

Ces définitions établissent donc une distinction très nette entre ces deux termes qui représentent deux états essentiellement différents, l'état matériel ou mental, l'état immatériel ou psychique, la mentalité étant en rapport direct avec l'organisation de la substance cérébrale, avec le cerveau, le psychisme étant en rapport direct avec le principe immatériel, l'âme.

Et c'est de la fusion intime de ces deux états, par la conscience, que résulte le « Moi » caractéristique de la personnalité humaine (2).

Peut-être, va-t-il m'être reproché d'aller à l'encontre des idées admises en philosophie et

---

(1) Dr Octave Sirot — loc. cit. pages 22 à 26.
(2) Dr Octave Sirot — loc. cit. pages 60 à 100.

d'être en désaccord avec les psychologues. Je ne le crois pas.

La philosophie dans une de ses branches, « de la Méthode » qui est l'ensemble des procédés employés pour découvrir et démontrer la vérité, nous enseigne de diviser les difficultés, d'aller du simple au composé, d'analyser et de synthétiser.

Or, autrefois, pouvait-on comme aujourd'hui analyser, disséquer pour ainsi dire les assises du psychisme, le *quod non prius fuerit in sensu* ? Non, on n'avait pas les connaissances *matérielles* suffisantes, on ignorait l'histologie et la physiologie cérébrales.

La question semble alors notablement s'agrandir et l'analyse forcer le psychologue à diviser nettement la question, à l'étudier sous ses deux faces, 1° fonctions du principe immatériel ou âme, 2° fonctions de la matière ou cerveau, *la matière étant les assises sur lesquelles travaille le principe immatériel.*

Il devient donc nécessaire et indispensable d'utiliser les découvertes histologiques et physiologiques cérébrales, et appuyé sur elles de pousser plus avant l'analyse de la matière, de sa puissance active et passive, de la part qui lui revient et, par là, de la séparer scientifiquement du fonctionnement immatériel de l'âme qui, je le répète, ne peut agir sans cette matière.

Je crois même que la psychologie n'a qu'à gagner à cette division et à cette dissection analytique (1) qui lui permettront de mettre en regard les deux facteurs du « Moi », Mentalité et Psychisme, Ame et Cerveau, *facteurs qui expriment les deux côtés d'un seul et même fait*, et de pouvoir plus aisément les synthétiser et en raisonner.

J'appellerai *Acte psychique*, l'acte immatériel par lequel l'âme prenant connaissance d'une empreinte ou d'une image cérébrales, les juge, les raisonne et peut en agir librement.

Il pourrait encore être défini : acte conscient, jugé, raisonné et pouvant être agi librement.

J'appellerai *Acte mental*, l'acte matériel par lequel un ou plusieurs centres physiologiques cérébraux d'imagination entreront en action, avec réaction possible sur d'autres centres, par suite d'une détermination volontaire de l'âme ou sous l'influence d'une excitation matérielle interne ou externe.

Cet acte matériel sera conscient, subconscient, automatique :

Conscient, si l'âme en prend une connaissance raisonnée, réfléchie,

Subconscient, si l'âme en prend une connaissance vague, indéterminée, non réfléchie c'est-à-dire, voit les phénomènes sans s'y arrêter,

Automatique, si après avoir été conscient au début et l'acte se répétant fréquemment, il se répète subconsciemment (Exercices du corps, habitudes, etc.)

_____

(1) Cette étude analytique a été essayée dans *Ame et Cerveau*, loc. cit.

La *Conscience* est : la faculté que possède
l'âme de prendre connaissance de toutes les
empreintes et images cérébrales. C'est, en quelque sorte, le témoin intérieur qui fidèlement
rapporte à l'âme les faits qui se produisent dans
le cerveau.

L'acte conscient est l'acte immatériel par lequel
l'âme prend connaissance.

A l'aide de toutes ces données indispensables
examinons maintenant si notre définition peut
expliquer tous les phénomènes observés dans
l'hystérie.

Les manifestations sympathiques, médullaires, cérébrales (1) pourront s'expliquer d'une
manière générale et de la façon suivante :

Que, sous une influence quelconque chez un
prédisposé, une ataxie dynamique cellulaire ou
arthridique des neurones médullaires, sympathiques ou cérébraux, vienne à se produire,
cette ataxie amènera une anomalie de réception,
de conductibilité, de réflexe, de motricité, de
sensibilité, d'action, de mouvement, de sécré-
tion, etc., et il se produira un état anormal, pathologique, en rapport avec les neurones ataxiés.

Que cette ataxie, par exemple, se produise
dans les arthridies des neurones sympathiques

---

(1) Ne pas confondre une manifestation cérébrale et
une manifestation mentale. — Voir page 16.

ou médullaires des vaso-moteurs de la circulation pulmonaire, stomacale, utérine, on aura
forcément des troubles qui pourront être d'ordre
constricteur ou dilatateur, anémique ou congestif. Cet état congestif pourra même aller jusqu'à
l'hémorrhagie et nous aurons une hémoptysie,
une métrorrhagie, une hématémèse hystériques.

Il en sera de même pour les contractures, les
tremblements, les anesthésies, les hyperesthé-
sies, les hémianesthésies, les névralgies, le mu-
tisme, l'aphasie, les troubles trophiques, diges-
tifs, etc. l'ataxie pouvant porter sur tout ou
partie des neurones.

Une cause, si légère soit-elle, sera toujours,
chez un prédisposé, l'initium provocateur de
l'ataxie neuronique.

Quant aux phénomènes de cécité verbale,
d'amaurose, de monoplégie, de paraplégie etc.,
qui paraissent définitifs et semblent être des
lésions établies, je les expliquerai par l'atrophie
de la cellule ou des ramifications arboriformes,
atrophie indirecte, conséquence d'une longue
privation de fonctionnement (1).

Comment expliquer l'hystérie convulsive ?
Les causes provocatrices agissant sur les neurones, les cellules réagissent par leurs prolongements; cette réaction étant ataxique,
faussée par l'état spécial dynamique dans lequel
se trouve le système nerveux de l'individu, il se
produira une ataxie de contact des neurones

---

(1) Déjerine, loc. cit. Atrophies indirectes.

entre eux, ataxie arthridique caractérisée par une incoordination tonique ou clownique des mouvements. Cette incoordination durera en force, en intensité, en temps, suivant l'état du sujet, le trouble cellulaire, et se localisera également suivant l'état du système nerveux lui-même. Car, pour qu'il y ait hystérie, il faut un système nerveux prédisposé, je dirais volontiers, physiologiquement et dynamiquement ataxique.

Mais si l'hystérie convulsive et non convulsive peuvent être ainsi expliquées, quelles explications donner pour les phénomènes mentaux ?

Ces troubles sont fréquents chez les hystériques — hallucinations, mensonges, simulations, accusations, faux témoignages, etc., etc.

Par les définitions que nous avons données, nous savons que les assises du psychisme sont la mentalité, ce qui revient à dire que les bases d'action des facultés psychiques sont les phénomènes mentaux, c'est-à-dire produits dans et par les centres physiologiques cérébraux (1) particuliers ou généraux d'imagination. Or, que ces centres viennent à recevoir des empreintes, si les impressions initiales dans leur translation vers ces centres sont viciées par ataxie arthridique ou si, conduites normalement par les arthridies, elles arrivent dans des cellules dynamiquement ataxiées, ces arrivées donneront des em-

---

(1) Centres récepteurs d'empreintes et reproducteurs d'images auditives, visuelles, tactiles, gustatives, olfactives.

preintes non pas conformes aux vibrations
initiales mais aux vibrations modifiées soit en
route soit à l'arrivée et ces empreintes seront la
représentation de l'imprégnation non pas du
mode initial mais du mode terminal.

Tous les troubles d'imprégnation peuvent
donc se produire suivant la nature, la forme de
l'ataxie neuronique ; en conséquence, la mentalité de l'individu sera troublée proportionnel-
lement.

Il en sera de même de tout acte mental. Si en
effet un acte mental (1) vient à se produire, il ne
se produira pas en conformité avec la vibration
initiale mais avec l'empreinte cellulaire ; si à cet
acte mental vient s'ajouter l'acte psychique (2) et
qu'il en résulte une action raisonnée, celle-ci
étant en rapport fondamental avec l'acte mental
vicié, sera elle-même viciée.

Le psychisme (3) s'exercera donc sur une
mentalité anormale, pathologique ; et ses actes
comme ses déterminations, n'étant basés que
sur des impressions anormalement reçues, seront en conformité avec cette mentalité.

Ceci nous expliquera ce qu'il y a de conscient,
mais toutefois avec une responsabilité *humaine*
sinon nulle tout au moins atténuée, dans les
mensonges, les dissimulations, les accusations,
les hallucinations et tous ces phénomènes bizar-
res si fréquents chez les hystériques mentaux.

---

(1) Page 11.
(2) Page 11.
(3) Page 19.

CONCLUSION. — La conclusion de cet exposé
sera donc que l'hystérie peut être regardée
comme une *neuronataxie dynamique cérébro-
spinale* c'est-à-dire, une névrose des neurones
cérébro-spinaux caractérisée par une ataxie dynamique et de la cellule neuronique et des arthridies.

L'hystérie ne serait alors ni une maladie
psychique ni une maladie mentale puisque sa
lésion ne serait, à notre avis, qu'un trouble du
dynamisme physiologique des neurones du système nerveux cérébro-spinal, trouble produi-
sant des manifestations suivant son siège qui
peut être sympathique, médullaire, cérébral,
mental.

L'hystérie sera dite *sympathique,* si la neuronataxie se localise au grand sympathique; *médullaire* à la moelle; *cérébrale,* si elle porte sur les
zônes cérébrales où l'idéation n'est pas mise en
jeu, telles les zônes rolandiques, le centre de
Broca, les corps ganglionnaires.

Enfin, elle sera dite *mentale,* si les centres
physiologiques cérébraux d'imagination sont
ataxiés soit directement, soit indirectement par
l'intermédiaire des faisceaux d'association, si en
en un mot, l'ataxie dynamique porte sur les
centres qui servent de bases matérielles aux
phénomènes de l'idéation psychique.

Cette hystérie mentale aura pour conséquence
une irresponsabilité humaine relative.

Les diverses formes de l'hystérie peuvent

alterner, coexister et se fusionner en tout ou en partie.

D'après cette interprétation sur la nature de l'hystérie, les ressources thérapeutiques se trouveraient assez limitées.

Toutefois trois moyens d'action peuvent et même doivent être tentés :

1° L'hygiène morale par l'éducation,

2° L'hygiène physique par les exercices corporels méthodiques, les sports,

3° Enfin et peut-être l'électricité ainsi que les stimulants énergiques du système nerveux, telle la noix vomique (obs. IIe), en modifiant mécaniquement le dynamisme neuronique.

Egalement de cette interprétation découlera une conséquence pratique très importante et très utile qui sera de pouvoir remplacer le mot malsonnant d'hystérie par celui de *neuronataxie.*

Quoique les médecins aient pu dire et écrire, ce mot « Hystérie » est toujours fort pénible à entendre dans une famille et presque toujours il reste sur nos lèvres.

Que d'idées saugrenues n'éveille-t-il pas dans l'esprit des gens ? et cependant quelles erreurs grossières !

Cette névrose ne pourrait-elle donc pas alors être soustraite à cette injuste stigmatisation nominale ? ne pourrait-elle pas plus simplement

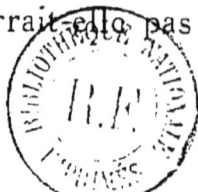

être dénommée *neuronataxie* et appelée d'une façon générale : *neuronataxie cérébro-spinale*, forme mentale, cérébrale, etc., suivant les cas cliniques qui se présenteront.

Beaune, ce 10 Janvier 1903.

OBSERVATIONS

Obs. I — Neuronataxie médullaire

Le 30 avril 1890 je recevais de M. Souques, alors interne à la Salpêtrière, la lettre suivante :

« Le jeune M...., auquel vous vous intéressez, est
« aujourd'hui presque entièrement guéri.

« M. Charcot a porté le diagnostic de paraplégie spas-
« modique d'origine hystérique et les évènements ulté-
« rieurs sont venus le confirmer.

« En ce moment, votre petit malade joue dans les
« cours de la Salpêtrière. Il ne lui reste plus qu'une lé-
« gère exagération des réflexes rotuliens, ce qui peut être
« pour l'avenir la menace d'une nouvelle contracture.

« Comme son observation m'intéresse personnellement,
« pourriez-vous me donner quelques renseignements sur
« le mode de début etc., etc..... »

Le jeune M.... avait été, en effet, guéri brusquement à la suite d'une terreur éprouvée à la vue d'une crise nerveuse survenue chez son voisin. L'enfant avait brusquement sauté hors de son lit et s'était sauvé.

A cette demande d'observation, je répondis le 4 mai la lettre suivante.

Antécédents. — Père mort de tuberculose chronique (héréditaire ou acquise, je l'ignore).

En Janvier, Mars et Avril 1889, l'enfant se plaignit souvent de céphalalgies persistantes, continues, sourdes mais entrecoupées d'accès aigüs avec *fièvre*; le visage était très coloré, ce qui contrastait avec la pâleur générale des autres parties du corps.

Ces céphalalgies me tinrent en éveil et cédèrent à la suite d'un traitement par l'huile de foie de morue phosphorée.

En Août 1889, l'enfant fit une chute à la suite de laquelle il se plaignit de douleurs abdominales et testiculaires qui, le 23 août, motivèrent mon intervention.

Vers le milieu de Septembre, tout était rentré dans l'ordre et l'enfant reprenait sa vie habituelle.

Le 22 Décembre 1889, en revenant de l'école, l'enfant se plaignit d'un fort mal de tête ; sa mère le fit coucher croyant à une simple indisposition. Mais le mal persista et sembla même augmenter. Toutefois, le 28 Décembre, elle voulut le faire lever, mais aussitôt sur pied, l'enfant prend une crise de nerfs et reste roide dans les bras de sa mère qui m'envoie chercher.

Examen de l'enfant. — Je ne constate qu'une toux légère, de l'inappétence et un peu de faiblesse des membres inférieurs.

Dans le courant de Janvier, apyrexie complète ; l'enfant va très bien sauf qu'insensiblement les jambes refusent la marche et ne lui permettent pas de se tenir debout. Il y a un état paraplégique qui, vu l'antécédent paternel, me fait penser à l'existence de quelque chose du côté des vertèbres. Un examen très attentif ne me fait rien découvrir.

J'emploie l'huile de croton, la cautérisation ponctuée. Pas d'amélioration ; l'affection progresse au contraire.

C'est alors (12 février 1890) qu'en présence de la parésie, de l'exaltation des réflexes, des spasmes musculaires, des accès de trépidation (provoqués), de cette marche saccadée, tétanique, vraiment curieuse à voir et à décrire, je porte le diagnostic de *paraplégie spasmodique*. Mais comme rien chez ce jeune homme ne m'avait révélé et même fait penser à l'Hystérie, j'attribuai cette paraplégie spasmodique à un *tabès dorsal spasmodique*.

Cette observation est curieuse quant à la marche, aux phénomènes et à la guérison, attendu que les seuls signes révélateurs de cette *neuronataxie* ont été une para-plégie spasmodique arrivée progressivement et que la guérison fut d'ordre psychique.

Obs. II. — Neuronataxie médullaire

Un malfaiteur détenu préventivement à la prison de Beaune est envoyé par le Dr Affre à l'Hôtel-Dieu pour paralysie des membres inférieurs et supérieurs avec anes-thésie complète de tout le corps jusqu'au cou. Seule la tête n'a rien. Les fonctions qui dépendent du grand sympathique sont indemnes. (Digestion, circulation, urination, défécation).

Cette paralysie était survenue insensiblement avec marche ascendante débutant par les membres inférieurs.

Le malade est guéri par la noix vomique donnée à doses progressives. — Début 0,35 *pro die* en 3 fois — augmentⁿ. 0,05 par jour — Maximum 0,75 en 3 fois *pro die* (dose toxique voulue).

La guérison s'est effectuée en sens inverse de l'inva-sion. — Il se sentait lui-même guérir; son mal descendait, disait-il.

Ce malheureux est sorti de l'Hôtel-Dieu pour se voir condamner à la relégation.

Obs. III. — Neuronataxie cérébrale

Le 26 Janvier 1902, Mme P..., 30 ans, est prise vers les 3 heures de l'après-midi d'une céphalalgie intense à localisation sur le vertex en même temps que sa vue s'obscurcissait pour arriver rapidement à une cécité com-plète.

Pas de fièvre, pas de vomissements; des mouvements

spasmodiques des membres supérieurs se manifestent par crises.

Le 28 Janvier, sous l'influence du bromure de potassium, d'une révulsion sur la nuque, les crises paroxystiques de céphalalgie et les mouvements spasmodiques s'éloignent et sont moins intenses.

Cécité absolue persistante, abolition du réflexe pharyngien, zônes d'anesthésie, compression douloureuse des ovaires.

L'examen du fond de l'œil est négatif..... (Telle est l'observation donnée par le médecin traitant M. le Dr Fromageot.)

Le 29 Janvier au matin, cette malade entre à l'Hôtel-Dieu et je constate les faits suivants : céphalalgie persistante, zônes d'anesthésie très marquées, compression des ovaires amène crise avec opisthotonos et face congestionnée, *cécité complète*, raideur des membres inférieurs, pas de tremblements épileptoïdes à la pression ou au choc sur la plante des pieds, absence du signe de Kernig, reflexes rotuliens normaux, dermographisme marqué, urines normales, pas de fièvre, exophthalmie, hypertrophie de la glande thyroïde.

> Prescription : Vésicatoire de 6/6 à la nuque
> Glace sur le vertex
> Lavement purgatif (*codex*).

Le 30 Janvier, amélioration générale ; les zônes d'anesthésie disparaissent. La malade dit « commencer à voir un peu ».

Le 31 Janvier, la malade voit nettement tous les objets, la sensibilité est revenue, les douleurs de tête n'existent plus que dans les mouvements.

Cette cécité avait donc été complète pendant 4 jours.

1er Février, toute douleur a disparu. La malade est revenue à l'état normal. Toutefois elle n'a pu se lever sans vertige. « Elle a, dit-elle, des guignols devant les yeux ».

3 Février, débâcle intestinale.

4 Février, tout est rentré dans l'état normal. 2 points douloureux à la pression restent sur le sommet de la tête au niveau du rebord frontal et de la suture lambdoïde.

8 Février. Sur sa demande et celle de son mari, elle sort de l'Hôtel-Dieu.

J'ai revu cette malade le 8 avril suivant c'est-à-dire 2 mois après. Elle ne souffrait que très peu de la tête. Sa vue était bonne, mais son Basedow était nettement caractérisé par une exophthalmie, un goître et une tachycardie à forme paroxystique.

Obs. IV. — Neuronataxie cérébrale

Le 31 Octobre 1902 entre en chirurgie Mme C...., 23 ans, se plaignant du ventre.

Le chirurgien s'étant aperçu que cette femme souffrait plutôt d'un état cérébral défectueux que du ventre, celle-ci entra dans le service de médecine où je l'examinai le 8 novembre 1902.

Voici le résultat de cet examen :

A 19 ans, en 1898, étant femme de chambre, paralysie faciale gauche — guérie. A 21 ans, en 1900, étant mariée, commencement de la perte de la lecture.

Aujourd'hui, 8 novembre 1902, *perte de la notion* des lieux par où elle passe ou a passé ; — *cécité verbale* complète; — *cécité littérale* complète pour les caractères d'imprimerie, incomplète et confuse pour les caractères manuscrits; — *agraphie progressive* pour l'écriture spontanée, cette agraphie n'existe pas quand on dicte à la malade; — *hémiopie hétéronyme* (nasale); — lourdeur du bras et de la jambe droites avec lenteur dans les mouvements sous l'influence du froid ; — anesthésie cutanée de toute la moitié droite du corps y compris la face ; — à gauche, sur certains points, sensibilité retardée.

Les lésions anatomiques semblent donc devoir porter sur

1° Un point du centre visuel commun,

Lobe lingual
»   fusiforme   (Perte de la mémoire
3ᵉ circ. occipito-temporale   des lieux)

2° Centre de Küssmaul (cécité verbale, littérale),

3° Pied de la 2ᵐᵉ circ. front. gauche (agraphie),

4° Chiasma optique (hémiopie hétéronyme),

5° Zône rolandique gauche (lourdeur, lenteurs des membres droits).

6° Zône de la sensibilité tactile des lobes pariétaux gauches (anesthésie droite).

Ces lésions multiples me font penser à une *neuronataxie cérébrale*. Toutefois, en suspicion d'une syphilis ou d'une tuberculose, la malade fut soumise à un traitement spécifique intense et à l'injection d'épreuve, dont j'ai donné la technique pour déceler la tuberculose latente (1).

L'insuccès thérapeutique et l'examen clinique prolongé me confirmèrent dans le diagnostic d'hystérie (neuronataxie cérébro-spinale, forme cérébrale).

Obs. V. — Neuronataxie mentale

Mˡˡᵉ X...., se présente un matin à la consultation.

Elle me dit être sortie, depuis quelque temps, de la Salpêtrière où pendant plusieurs mois elle fut soumise à l'isolement par M. le prof. Déjerine.

Ne pouvant s'expliquer clairement par faute de mé-

---

(1) Recherches sérothérapiques appliquées au diagnostic précoce de la tuberculose — Comptes-rendus et Mémoires du Congrès pour l'étude de la tuberculose 4ᵐᵉ session 1898, page 564.

moire, me dit-elle, elle me remet un papier ou sont écrites ses impressions.

Je transcris telle qu'elle me fut donnée, une partie de cette longue note.

« Mon cas est très complexe et d'une nature particulière, troubles nerveux, persistants et ténia. J'éprouve une défaillance physique, intellectuelle, morale, perpétuelle et indéfinissable, au point de perdre pour ainsi dire le sentiment de la réalité, de toutes sensations morales et de toutes aptitudes.

J'agis comme un automate en mouvement.

Mon cerveau est comme anesthésié. J'éprouve une telle apathie dans mes facultés, une telle inertie dans les fonctions du cerveau ; par exemple, je suis continuellement plongée dans une sorte de torpeur et je perçois toutes choses comme à l'état de léthargie car très souvent toute activité, tout exercice me sont impossibles.

Debout, je me sens chanceler, défaillir comme si j'avais absorbé une quantité de boissons capiteuses et si je m'assieds, je me sens me momifier, me pétrifier sur place ou alors comparable à une faiblesse à une fatigue qui m'envahit et engourdit mes membres et mon cerveau. De même que cette faiblesse, je dis faiblesse à mon idée, en provoquant toutes ces perturbations, suscite des obsessions, des suggestions qui annihilent ma volonté, mon énergie, je ne suis plus maîtresse de mes sentiments, je suis contrainte opprimée par une force invincible à agir tout à l'opposé de mon sens naturel car mon esprit devient incompatible, antipathique à ma volonté, semblable à un mauvais génie insidieux qui se plairait à annihiler mes facultés, mes aptitudes, ma volonté, etc., etc... »

Le diagnostic hystérie (neuronataxie mentale) n'était donc pas douteux.

Il me fut d'ailleurs confirmé par un examen de quelques jours à l'Hôtel-Dieu où cette jeune fille était entrée pour expulser son prétendu ténia (1) et où elle cacha son état civil en donnant un faux nom, sans raison et sans motif ainsi qu'elle me l'avoua quelques jours après sa sortie (2).

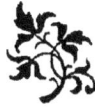

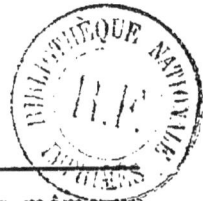

---

(1) La pelletiérine de Tanret ne donna pas même un anneau.
(2) Trois ans avant, elle avait été domestique dans deux maisons à Beaune; cette cachotterie n'avait donc pas en effet sa raison d'être.

Du même Auteur

De quelques accidents déterminés par les ascarides lombricoï-des. — Observations recueillies à bord de la Thémis, pendant sa campagne dans les mers de Chine et du Japon. — 20 janvier 1880. — 23 mars 1882.

De la nécessité de la Santonine à bord des navires de cette station. — Brochure de 40 pages in-8º, 1882. — Lyon.

Une idée sur le mal de mer. (Mouvements du liquide céphalo-rachidien). — Brochure de 10 pages in-8º, 1883. — Dijon.

Note sur un cas d'Urticaria hémorrhagica essentielle chez un enfant de 32 mois. — *Revue des maladies de l'enfance.* — Mai 1885.

Contribution à l'étude de la fièvre typhoïde. — *Courrier mé-dical.* — Mai 1885.

De la ponction et du drainage dans la mastite. — *Courrier médical.* — Novembre 1886.

Traumatisme et accouchement. — *Courrier médical.* — Décembre 1887.

La tuberculose est-elle vraiment parasitaire ? Etude analytique. — Brochure de 32 pages in-8º, 1888 — Beaune.

Sur un cas de trachéotomie. — *Revue générale de clinique et de thérapeutique.* — Mai 1889.

Scille (squames de scille) et le cœur. — *Revue générale de clinique et de thérapeutique.* — Août 1889.

Iodure de sodium. — *Revue générale de clinique et de thérapeutique.* — Mars 1890.

Typhus, Fièvre typhoïde et bains froids. — *Revue générale de clinique et de thérapeutique.* — Avril 1894.

La grippe ou influenza est-elle une entité morbide. — *Bourgogne médicale.* — Septembre 1895.

Notes diverses. — Brochure in-8° de 41 pages. — Beaune 1896.

Du septicisme médical.
De la balnéation chaude dans la variole.
De la scille dans les maladies du cœur.
Note sur le corset chez les femmes.
(Statistique médicale, Hôtel-Dieu de Beaune,
Service de médecine, femmes).
Sur l'Hypnotisme.
De la responsabilité chez les hypnotisés et les alcooliques.
De la gymnastique dans l'éducation physique des filles.

Recherches sérothérapiques appliquées au diagnostic précoce de la tuberculose. — *Comptes-rendus et mémoires du congrès pour l'étude de la tuberculose.* — Paris, 4ᵉ session, 1898.

Valeur séméiologique et pronostique de la tachycardie dans la tuberculose pulmonaire. — *Comptes-rendus et mémoires du congrès pour l'étude de la tuberculose.* — Paris, 4ᵉ session, 1898.

Ame et Cerveau. — *Etude physiologique et psychologique.* — 3ᵉ édition, in-16 de 171 pages. — Beaune 1901.

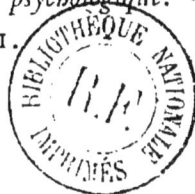

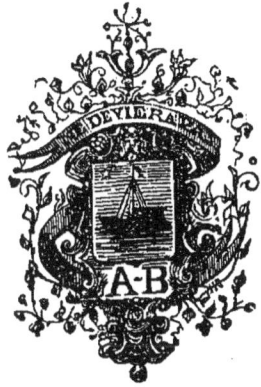